FONCTIONNEMENT

DE LA

MATERNITÉ DE PAU

du 1er Janvier 1905 au 31 Décembre 1908.

Communication à la Société Obstétricale de Toulouse

(Séance du 4 Novembre 1909)

PAR LE Dr HENRI FERRÉ

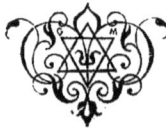

PAU

IMPRIMERIE-STÉRÉOTYPIE GARET, RUE DES CORDELIERS, 11

J. EMPÉRAUGER, IMPRIMEUR

1909

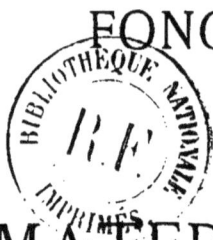

FONCTIONNEMENT

DE LA

MATERNITÉ DE PAU

du 1er Janvier 1905 au 31 Décembre 1908.

———— ⟩⟨⟨ ————

Communication à la Société Obstétricale de Toulouse

(Séance du 4 Novembre 1909)

PAR LE Dr HENRI FERRÉ

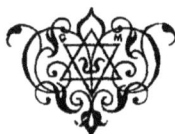

PAU

IMPRIMERIE-STÉRÉOTYPIE GARET, RUE DES CORDELIERS, 11

J. EMPÉRAUGER, IMPRIMEUR

—

1909

FONCTIONNEMENT

DE LA

MATERNITÉ DE PAU

du 1er Janvier 1905 au 31 Décembre 1908

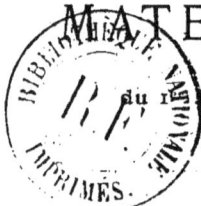

Communication à la Société Obstétricale de Toulouse

(Séance du 4 Novembre 1909.)

Fidèle à la règle que je me suis imposée en prenant la direction de la Maternité, je publie aujourd'hui le 7e compte rendu du fonctionnement de ce Service [1].

Il comprend la période qui s'étend du 1er Janvier 1905 au 31 Décembre 1908, soit quatre années.

Durant cette phase, j'ai établi un changement important dans le mode de prophylaxie des infections : la substitution complète de l'asepsie à l'antisepsie.

Je m'expliquerai plus loin sur ce fait que je considère comme capital.

---

1. — 1° **Assainissement économique d'une Maternité.** (Mémoire couronné par la Faculté de Médecine de Paris. — Prix Jeunesse, Hygiène, 1898.)

2° **L'Hygiène et l'Assistance à la Maternité de Pau.** (Mémoires et Graphiques. — Travail honoré d'une Médaille de Bronze à l'Exposition Universelle de 1900, Section de l'Assistance publique. — Pau, imprimerie Garet, 1899.)

3° **Statistique intégrale et détaillée de la Maternité de Pau du 1er Janvier 1893 au 31 Décembre 1899.** *(Annales de la Société Obstétricale de France,* 1900.)

4° **Fonctionnement de la Maternité de Pau du 1er Janvier 1893 au 31 Décembre 1900.** *(Languedoc Médico-Chirurgical* des 25 Juin et 10 Juillet 1901.)

5° **Fonctionnement de la Maternité de Pau pendant les années 1901 et 1902.** *(Bulletin de la Société Médicale de Pau,* n° d'Avril 1903.)

6° **Fonctionnement de la Maternité de Pau pendant les années 1903 et 1904.** (Communication faite à la Société Médicale de Pau le 13 Janvier 1905. — Pau, imprimerie Garet, 1905.)

STATISTIQUE EN BLOC

Nombre d'entrées totales............................ 998
Nombre d'entrées pour acccidents de la grossesse....... 48
Nombre d'accouchements ou d'avortements............ 950
Les hospitalisées bien portantes (cas à T. de 37° 5 (maxim.) 802
Les malades (cas à T. de 38° et au-dessus)............. 113
Les suspectes (cas à T. de 37° 6 à 37° 9) 35
Les mortes 10

Causes de la Mortalité :

En 1905 : 1 décès par éclampsie ;
1 décès par érysipèle extra génital chez une albuminurique-éclamptique ;

En 1906 : 1 décès par hémorragie chez une hémophilique atteinte de dégénérescence et d'anomalies multiples ;
2 décès par infections amenées du dehors ;
1 décès par auto-infection chez une albuminurique ;

En 1907 : 2 décès par infections amenées du dehors ;
1 décès par pneumonie chez une albuminurique ;
1 décès par infection après intervention.

STATISTIQUE DÉTAILLÉE DES MALADES FÉBRILES

Nombre de cas fébriles (T. à 38° et au-dessus)............. 113

Dont :

Lymphangites du sein 17
Inflammations des voies respiratoires........... 7
Eclampsies................................. 5
Tuberculoses............................... 3
Scarlatines................................. 3
Abcès divers.. 3
Entérites 2
Fièvre typhoïde........................... 1
Intoxication mercurielle légère.............. ... 1
Causes diverses non puerpérales................ 4

TOTAL.......... 46

Ensemble quarante-six cas fébriles se rapportant à des causes autres que l'infection génitale.

De ces quarante-six cas, vingt-deux ont eu de la température pendant 1 jour ; sept pendant 2 jours ; trois pendant 3 jours ; quatorze pendant plus de 3 jours.

Trois de ces malades ont succombé : deux par éclampsie dont une avec érysipèle extra génital, une par pneumonie.

Il reste donc soixante-sept cas d'infection génitale.

Parmi ceux-ci, dix-neuf parturientes ont été amenées du dehors après avoir subi divers touchers ou manipulations.

Quatre de ces malades ont succombé.

Dans vingt-huit cas, l'infection a été due à des causes diverses également étrangères au Service, telles que :

Blennorhagie....................................	6
Œuf ouvert ou décollé à l'entrée...............	8
Accouchement ou avortement au dehors.........	6
Accidents de grossesse extra utérine...........	3
Fœtus macérés...............................	2
Autres causes diverses.......................	3
	28

Dans vingt cas, les accidents septiques sont survenus sans qu'aucune cause extérieure ou étrangère au Service ait paru intervenir. De ces vingt cas, sept ont eu de la T. 1 jour ; trois, 2 jours ; deux, 3 jours ; huit, plus de 3 jours ; une seule de ces malades a succombé à l'infection.

Dix-neuf accouchées ont présenté de petites élévations de T. n'atteignant pas 38° ; ces accidents ont disparu spontanément et dans un délai très court sans laisser de traces.

LES DÉCÈS

Il y a eu dix décès.

Voici les particularités les plus essentielles relatées dans les observations de ces cas :

1905. — *N° 67 :* Femme envoyée par une sage-femme. Œdème généralisé considérable ; trouble de la vue ; dix-sept attaques éclamptiques, T. 40° 1. Décès 48 heures après l'entrée.

N° 69 : Femme amenée du dehors dans le coma, 29 attaques éclamptiques, T. 40° 9. Arrêt des accès, amélioration générale. Érysipèle de la cuisse de cause inconnue. Mort le 6ᵉ jour.

N° 61 : Femme 35 ans, IXᵉ pare, en travail, teint blême, chairs flasques, a eu déjà des accidents hémorragiques à l'occasion d'autres accouchements.

Hémorragie de la délivrance rapidement arrêtée ; syncopes répétées, mort.

Autopsie : le sang qui s'est écoulé ne s'est pas coagulé ; foie mou, gras ; rate volumineuse, diffluente ; reins soudés en fer à cheval à concavité supérieure ; l'intestin grêle occupe la moitié latérale droite de l'abdomen et le gros intestin, la moitié latérale gauche. Rien ne rattache le cœcum, le colon ascendant, l'angle colique droit à la fosse iliaque, au flanc, au diaphragme ; la moitié droite du gros intestin est flottante.

Rétrécissement de l'aorte à son origine ; pas d'insuffisance.

Utérus rétracté contenant quelques débris placentaires.

N° 122 : Femme amenée après avortement en état comateux par infection. Décès 13 heures après l'entrée.

A l'autopsie, péritonite purulente ; plaie formant un deuxième orifice à travers la lèvre postérieure du col.

N° 170 : Multipare, albuminurique, miséreuse, très amaigrie, très sale, facies hébété. Entre en travail et accouche trois heures après son entrée.

Le quatrième jour, signes d'infection grave dont on cherche en vain l'origine.

On finit par découvrir une plaque gangréneuse vulvo-périnale. La région a paru avoir été infectée par le contact des talons, cette femme s'obstinant, malgré les observations qui lui étaient adressées, à se tenir dans son lit à la manière dont les tailleurs se tiennent assis sur leur table ; elle maintenait ainsi ses talons en contact permanent avec sa vulve. Mort le 7ᵉ jour après le début de l'état infectieux.

Nº 245 : Primipare albuminurique, ascite, anasarque, amenée dans les conditions suivantes : apportée sur un brancard par deux infirmiers de l'Hospice où elle est en traitement depuis quelques jours ; entre ses jambes un vase plat dans lequel est un fœtus d'environ 7 mois avec le placenta et les membranes. Plaie sur la grande lèvre gauche qui est en état de gangrène fétide ; T. 39°, signes d'infection généralisée.

Aggravation rapide. Mort le 5ᵉ jour.

1907. — *Nº 65* : IVᵉ pare, 33 ans, albuminurique ; entre en travail et accouche normalement une heure et demie après son entrée. Jusqu'au 6ᵉ jour, T. autour de 36°. Le sixième jour, frisson, point de côté, pneumonie ; mort le 7ᵉ jour après le début.

Nº 97 : Primipare amenée après des manœuvres prolongées au dehors ; plaie de la fourchette. Infection à marche rapide ; mort le 8ᵉ jour.

Nº 105 : VIIᵉ pare amenée après des manœuvres au dehors, à l'occasion d'hémorragie par placenta proevia. État exsangue, fœtus mort, Infection à marche rapide ; mort le 9ᵉ jour.

Nº 165 : Primipare, bassin vicié. Césarienne à terme, enfant vivant. Infection ; mort.

ACCIDENTS VÉNÉRIENS

La syphilis, tant fœtale que maternelle, paraît augmenter d'année en année.

En revanche, l'éducation du public, mieux faite, amène la plupart des sujets atteints à se faire traiter régulièrement.

C'est un des bienfaits de la consultation permanente dont je parlerai plus loin.

Les cas de blennorhagie paraissent également se multiplier.

Il a été relevé dans le service vingt-et-un cas de blennorhagie caractérisée cliniquement et en pleine floraison au moment de l'accouchement.

Six de ces cas ont déterminé des accidents infectieux dans les suites de couches, mais sans gravité.

OPHTHALMIES

Onze ophthalmies chez les nouveau-nés ont été observées durant cette période.

Dix cas ont été observés pendant les années 1907 et 1908 lesquelles ont également fourni dix-sept des vingt-et-un cas de blennorhagie signalés plus haut.

Toutefois, il est bon de signaler que ces ophthalmies ne se sont pas toujours produites chez les nouveau-nés d'accouchées manifestement blennorhagiques.

Il est vrai que la plùpart de ces dernières avaient subi pendant leur grossesse un traitement approprié.

Ces ophthalmies ont guéri sans laisser de tares.

Elles ont été traitées uniformément par les lavages *très précoces* et prolongés jusqu'à guérison complète.

Le liquide employé est uniquement la solution faible de per-manganate de potasse (20 centigrammes pour 1.000) appliquée à l'aide de l'entonnoir de Kalt.

ALBUMINURIE, ÉCLAMPSIE

Vingt-trois parturientes étaient albuminuriques au moment du travail ; huit ont eu des attaques d'éclampsie, la plupart sans gravité.

Deux de ces cas se sont terminés par la mort, dont un seule-ment par éclampsie, l'autre par érysipèle consécutif, ainsi que je l'ai mentionné plus haut.

OPÉRATIONS

La dystocie et les diverses complications de l'accouchement et de ses suites ont donné lieu à cent cinquante-neuf opérations, dont :

Forceps...............................	38
Périnéorrhophies........................	36
Curettages ou curages...................	24
Embryotomies ou craniotomies..............	13
Délivrances artificielles...................	11
Versions internes........................	7
Versions externes........................	6
Extractions manuelles....................	6
Accouchements artificiels..................	6
Césariennes............................	3
Autres laparatomies......................	3
Colpotomies...........................	3
Opérations diverses......................	3
TOTAL..............	159

Une de ces opérations a été suivie de décès ainsi que je l'ai mentionné plus haut.

ENFANTS

Il est né, dans le Service, 802 enfants vivants et viables, dont 801 sont sortis vivants.

Comme dans les périodes précédentes, on a observé qu'un grand nombre de ces enfants pesaient moins de 3.000 grammes à leur naissance ; que les nouveau-nés de femmes ayant pu se reposer pendant quelques semaines dans la maison, avaient pour la plupart un poids supérieur, la grossesse des mères s'étant prolongée.

Pendant la saison rigoureuse, un grand nombre de filles primipares, vivant misérablement dans un refuge quelconque, viennent accoucher dans le Service de prématurés dont l'existence est des plus précaires.

Les mères sont contraintes à nourrir leurs enfants au sein durant leur séjour dans le Service.

Dans les rares cas où cet allaitement est impossible, les nouveau-nés supportent mal, pour la plupart, le lait de vache, quel que soit son mode d'administration.

Le Service s'efforce de faire mettre ces nouveau-nés en nourrice le plus tôt possible sauf indication contraire.

CONSULTATION PERMANENTE

Depuis la réorganisation du Service en 1893, les femmes peuvent se présenter à la Maternité à toute heure du jour et de la nuit.

Cette faculté qui a permis à la clientèle pauvre de consulter sans être troublée dans ses occupations a, peu à peu, amené des mœurs nouvelles dans cette classe de la population.

Les femmes, qui autrefois ne se présentaient au Service qu'au moment de l'accouchement, viennent de plus en plus se faire examiner pendant leur grossesse.

Toutes celles qui présentent quelque chose d'anormal sont, ou retenues, ou invitées à revenir se soumettre à l'examen du Chef de service.

Il est à peine besoin de faire remarquer combien un tel résultat est susceptible d'améliorer la prophylaxie des présentations vicieuses, de l'éclampsie, des ophtalmies et des diverses maladies constatées avant l'accouchement.

SUPPRESSION DES ANTISEPTIQUES

Les faits mentionnés ci-dessus ne sont, pour la plupart, que la suite et le développement des faits mentionnés pour les périodes précédentes.

Le changement notable qui est survenu dans cette dernière période est la transformation radicale de la prophylaxie des infections par la substitution de l'asepsie à l'antisepsie.

Depuis les derniers mois de 1907, le Service a complètement renoncé aux antiseptiques (sublimé, acide phénique, etc.).

L'agent d'asepsie utilisé pour le lavage des mains, le nettoyage de la région génitale, les irrigations de toute nature, est l'eau salée à 6 ou 7 pour 1.000, ayant subi une ébullition plus ou moins prolongée ou répétée.

C'est dans le même liquide que sont bouillis les tampons, compresses, canules, etc.

C'est encore ce liquide qui est utilisé pour les injections dites de sérum artificiel, thérapeutique si souvent d'extrême urgence à laquelle le Service ne saurait faillir, puisque l'élément indispensable est toujours prêt.

C'est là un véritable liquide universel dont l'inocuité pour les tissus et l'organisme, la puissance stérélisante par l'ébullition, les propriétés nettoyantes reconnues depuis longtemps, font l'agent parfaitement approprié aux besoins des accouchements tout comme à ceux de la chirurgie.

Incontestablement, le Service lui doit une amélioration nouvelle dans l'état des accouchées.

C'est ainsi que, dès le début de l'application complète de cette méthode, on a pu observer une série de plus de 250 accouchements sans une seule élévation de T. même à 37°5 ; que, sans exception, les plaies obstétricales visibles, c'est-à-dire celles du périnée, se sont comportées beaucoup mieux qu'à l'époque où l'on faisait usage du sublimé, même à faible dose.

L'altération des récipients reprochée au sel est, du moins à la dose employée, aussi lente à se produire qu'avec n'importe quel antiseptique ou liquide alcalin.

Quant aux mains, elles supportent parfaitement l'eau salée même additionnée d'une forte dose de savon, qui s'y dissout complètement.

Rien de tout cela n'est du reste nouveau. Nos grand'mères n'avaient-elles pas déjà découvert que le sel était indispensable aux lessives familiales ?

(Bulletin de la Société d'Obstétrique, de Gynécologie et de Pædiatrie de Paris et de la Société d'Obstétrique de Toulouse.)

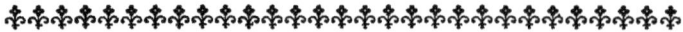

NOTICE SUR LA RÈGLEMENTATION

ET

LE MOUVEMENT GÉNÉRAL DU SERVICE

———✄———

La Maternité départementale de Pau est une Maternité ouverte, dont le fonctionnement est fixé par un Règlement approuvé par l'autorité préfectorale.

Elle reçoit les personnes en état de puerpéralité, soit pour y faire leurs couches, soit à l'occasion d'accidents que peuvent présenter leur grossesse ou leurs suites de couches immédiates [1]. (Art. 14.)

Les femmes mariées indigentes du département y sont reçues gratuitement. (Art. 15.)

Il en est de même des filles-mères en vertu d'une délibération du Conseil Général qui alloue à chacune d'elles un secours de couches

---

1. — Le *Recueil des Actes Administratifs* de Juillet 1894 (n° 23) a publié la circulaire suivante :

SERVICE DÉPARTEMENTAL D'ACCOUCHEMENTS. — AVIS.

Le Préfet à MM. les Maires, les Médecins et Mmes les Sages-Femmes du Département.

Il est parvenu à ma connaissance que des mères de famille ont succombé aux accidents résultant d'accouchements difficiles, par suite soit de l'insuffisance des moyens dont on disposait pour les délivrer, soit de l'impossibilité d'accorder à ces malades une surveillance continue.

D'autre part, il est de notoriété que les cas de dystocie grave réclament des précautions antiseptiques, une instrumentation compliquée, des aides, enfin une continuité dans la surveillance qu'il est impossible de se procurer surtout à la campagne et dans les familles peu aisées ; seuls, les Services hospitaliers peuvent mettre de tels moyens à la disposition des pauvres.

Or, on semble généralement ignorer qu'un tel Service existe dans le département.

Désigné ordinairement sous le nom de Maternité de Pau, cet établissement peut recevoir gratuitement les femmes mariées indigentes du département.

. . . .

Il est utile que l'existence de cette institution charitable ne demeure pas ignorée et il appartient surtout aux Médecins et Sages-Femmes d'en faire profiter à l'occasion leurs clientes, soit que le cas de dystocie ait été prévu quelques jours à l'avance, soit qu'il se manifeste au moment même de l'accouchement.

PAU, le 20 Juillet 1894.

dont une partie sert à défrayer la Maternité de ses dépenses, le reste à fournir une layette au nouveau-né et à aider la mère à placer celui-ci en nourrice.

Les femmes ou filles enceintes ou accouchées peuvent être reçues, en dehors de la période de l'accouchement, au compte de l'Assistance Médicale gratuite, à la requête des Médecins du Service et des Bureaux d'Assistance. (Délibération du Conseil Général du 24 Août 1899 ; Arrêté préfectoral du 9 Février 1900.)

Un Docteur est chargé de la direction médicale et de l'Administration de l'Établissement.

Une Commission de surveillance, nommée par le Préfet, lui prête son concours dans les actes de gestion. (Art. 17.)

La surveillance intérieure de l'Établissement est exercée par une sage-femme ayant le titre d'Accoucheuse en chef et nommée au concours. (Art. 19.)

Celle-ci est également chargée de tenir les registres d'ordre et de comptabilité prévus par le règlement. (Art. 20 et 21.)

Admission et Inscription des Mères et des Nouveau-nés.

C'est l'Accoucheuse en chef qui prononce ordinairement les admissions sauf à en référer au Médecin-Directeur.

L'admission peut être requise par le Préfet, agissant par l'intermédiaire de l'Inspecteur des Enfants assistés, chargé, dans le département, de la Direction de l'Assistance Médicale gratuite. Elle peut l'être également par le Maire de la ville de Pau dont le règlement spécial relatif à l'Assistance Médicale gratuite s'exprime ainsi :

« ART. 9. — *Les femmes sur le point d'accoucher et privées de ressources adressent leur demande d'admission à la Maternité, soit au Maire, soit à l'Inspecteur des Enfants assistés. Elles peuvent, en cas d'urgence, se présenter directement à l'Accoucheuse en chef qui les reçoit, si elle le juge nécessaire, sous la réserve de l'approbation du Médecin-Directeur.* »

Dans son rapport au Ministre de l'Intérieur concernant l'exécution, pendant l'année 1895, de la loi du 15 Juillet 1893 sur l'Assistance

Médicale gratuite, M. Henri Monod, Conseiller d'État, Directeur de l'Assistance et de l'Hygiène publiques, émet sur cet article l'appréciation suivante (page 217) :

« *Cette formule distingue en peu de mots les trois cas dans lesquels une femme en couches privée de ressources doit être hospitalisée.*

» **1ᵉʳ Cas :** *L'admission à la Maternité est demandée en raison des mauvaises conditions hygiéniques de l'habitation de la femme ou parce que le Médecin de l'Assistance à domicile a diagnostiqué un accouchement qui exige l'hospitalisation ; le Maire ou son délégué la requiert par application de l'article 3 de la loi de 1893, à moins qu'il n'y ait lieu d'appliquer l'article 1ᵉʳ de la loi du 7 Août 1851.*

» **2ᵉ Cas :** *L'admission à la Maternité s'impose pour permettre à une femme de cacher sa grossesse dans l'intérêt de l'enfant qu'elle va mettre au monde. Le mieux est de faire prononcer l'admission par l'Inspecteur des Enfants assistés, qui par ses fonctions, est tenu au secret et qui aura d'ailleurs probablement à s'occuper ensuite de l'enfant.*

» **3ᵉ Cas :** *L'accouchement est imminent. L'humanité commande de recevoir la femme immédiatement, sauf à statuer ensuite sur la question de savoir qui supportera les frais de son hospitalisation. Dans ce dernier cas, on a dû laisser à la sage-femme de service et au Directeur de l'Établissement une certaine liberté d'appréciation afin d'engager leur responsabilité si l'hospitalisation était trop facilement accordée. L'accouchement étant toujours prévu, la femme qui voudra se prémunir contre la possibilité d'un refus arbitraire n'aura qu'à s'adresser, suivant les circonstances, soit au Maire, soit à l'Inspecteur des Enfants assistés, et si le Maire refuse de l'admettre, elle aura le temps de porter sa réclamation devant le Bureau d'Assistance ou même d'en appeler à la Commission cantonale dont les réunions doivent avoir lieu trimestriellement.* »

Toute admission est immédiatement inscrite sur un registre tenu par numéro d'ordre et divisé par colonnes et par cases.

Ce registre indique le jour d'entrée et de sortie de la mère, le jour de la naissance de l'enfant et le numéro de son inscription à l'état civil, le nom et l'adresse de la mère si celle-ci est mariée.

S'il s'agit d'une fille-mère, le nom est remplacé par une ou plusieurs initiales.

Seule, l'Accoucheuse en chef reçoit le nom des filles-mères.

Le Directeur et la Commission de surveillance peuvent prendre connaissance de ces noms s'ils le jugent utile, mais toujours sous le sceau du secret.

Ressources principales applicables à l'indigence.

Chaque année, le Conseil Général alloue à la Maternité un crédit d'après les propositions du Directeur approuvées par la Commission de surveillance.

Ce crédit est prélevé sur le centime spécial de l'Assistance médicale gratuite et par application du barême B de la loi du 15 Juillet 1893 ; l'État concourt aux dépenses de la Maternité, en tant que celles-ci s'appliquent aux besoins de l'indigence.

La concession de la subvention de l'État est expliquée par M. le Directeur de l'Assistance publique (Rapport déjà cité, page 208), dans les termes suivants :

« *Dans cette colonne 7 (Tableau des subventions de l'État aux départements par application du barême B) figure une somme correspondant à une subvention allouée par le Service de l'Assistance médicale des Basses-Pyrénées à la Maternité départementale de Pau. L'admission de cette subvention parmi les dépenses auxquelles s'applique le barême B donnera peut-être lieu à certaines critiques. Il est permis de se demander s'il n'eût pas fallu déterminer, d'abord, par application du barême A, la portion de ces frais à faire supporter par les communes suivant le domicile de secours de chaque femme assistée. Mais la recherche du domicile de secours des femmes en couches n'est pas sans présenter de graves inconvénients. Il y aurait souvent inhumanité à divulguer les renseignements qu'elles donnent ; quand elles réclament le secret, ce secret doit être respecté ; même quand elles ne le réclament pas expressément, la recherche du domicile ne doit être faite qu'avec beaucoup de prudence. Cette question de l'Assistance maternelle sera sans doute résolue législativement quelque jour. Sans attendre ce jour, l'Administration a pensé que l'intérêt engagé était assez grand pour justifier une dérogation à la rigueur des règles ; elle a pensé qu'elle devait, en faisant bénéficier la subvention du Département de l'application du barême B sans exiger l'application du barême A, favoriser, dans la limite de son pouvoir, le fonctionnement d'une Maternité ouverte.* »

Depuis longtemps la Ville de Pau alloue une subvention importante à la Maternité, à charge par celle-ci de demeurer ouverte aux indigentes de la ville.

Cette subvention est renouvelée chaque année sur un rapport du Directeur justifiant de l'emploi de l'allocation de l'exercice clos et des besoins de l'exercice suivant.

Les rapports de la Ville de Pau avec la Maternité et les autres Établissements publics d'Assistance sont fixés par l'article 11 du Règlement spécial de cette commune sur l'Assistance médicale, qui s'exprime ainsi :

« ART. 11. — *Les dépenses de l'Assistance médicale sont à la charge du Bureau de Bienfaisance, pour les secours à domicile ; de l'Hospice, pour les secours à l'Hôpital ; de la Maternité, pour les femmes en couches et pour leur séjour.*

» *Il y est fait face au moyen de crédits inscrits au budget de chaque Établissement.*

» *En cas d'insuffisance des crédits déjà votés, et à défaut de fonds disponibles pouvant servir à l'ouverture de crédits supplémentaires, il sera demandé à la Ville une augmentation de subvention.* »

La Société de Charité maternelle fournit les layettes aux femmes mariées indigentes qui accouchent à la Maternité, leur donne des secours à leur sortie et les aide à élever leurs enfants.

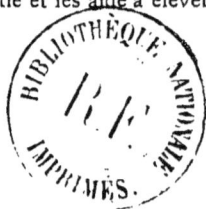

Mouvement général du Service.

1889-1908 (20 années).

	ENTRÉES TOTALES par 5 années.		MOYENNE annuelle.
1889-1893	740	. . . .	148
1894-1898	884	. . . .	177
1899-1903	1.137	. . . .	227
1904-1908	1.251	. . . .	250

ENTRÉES

	de Femmes.		de Filles.
1889-1893	402	. . . .	338
1894-1898	439	. . . .	445
1899-1903	559	. . . .	578
1904-1908	633	. . . .	518

DYSTOCIE

	NOMBRE d'Opérations.		MOYENNE annuelle.
1889-1893	67	. . . .	13
1894-1898	171	. . . .	34
1899-1903	224	. . . .	45
1904-1908	204	. . . .	41

CONSEIL GÉNÉRAL DES BASSES-PYRÉNÉES

Séance du 25 Août 1904.

Projet de Construction d'une Maternité départementale.

M. Ferré : Vous venez de décider que le Bureau d'abandon serait incorporé à la Maternité. J'avais préalablement fait connaître au Service d'Assistance et à M. le Préfet que j'acceptais cette incorporation.

Toutefois, je dois faire observer que déjà les Services de la Maternité sont insuffisamment installés et que les inconvénients de la Maison qui est occupée par la Maternité deviennent plus manifestes à mesure que les services qu'elle rend deviennent plus grands.

La clientèle de cet établissement s'est beaucoup développée en effet. Les accouchements sont beaucoup plus fréquents. Or, la maison est une sorte de placard longeant la rue Samonzet sur une étendue considérable. Les cris des femmes qui accouchent sont souvent entendus des maisons voisines dont les habitants se plaignent. Il faut reconnaître que ce n'est pas sans motifs, bien qu'il soit impossible de remédier à cet état de choses.

D'autre part, depuis l'ouverture de l'avenue Léon Say et de la rue Gambetta, le roulage par la rue Samonzet est devenu plus important. Il en résulte que souvent, dès quatre heures du matin et pendant toute la journée, le repos des accouchées devient impossible.

Vous venez encore d'entendre le rapport de M. Rodès sur l'utilité des consultations de nourrissons, préconisées par mon éminent confrère et ami le professeur Budin.

Il y a déjà bien des années que j'ai installé et développé cette consultation à la Maternité. Mais je suis obligé de la tenir dans une petite salle qui se trouve à côté de la salle de travail et quand des femmes accouchent pendant la consultation, les cris des parturientes sont une cause de trouble fort désagréable. Or, il n'y a pas d'autre salle qui puisse être utilisée pour cette consultation.

Je passe sur bien d'autres défectuosités qui légitiment ma demande de translation de la Maternité dans un autre lieu et un autre bâtiment.

J'ajoute que je suis autorisé à déclarer que cette situation a fait l'objet d'une conversation entre le Maire de Pau et moi. M. Faisans est complètement d'accord avec moi pour admettre que la Maternité est devenue insuffisante et qu'elle n'est plus à sa place.

La Ville de Pau, qui subventionne depuis longtemps la Maternité et qui vient d'augmenter cette subvention, donnera son concours au Département dans cette œuvre d'assistance si importante.

Enfin, on peut espérer, j'ai du moins quelques raisons de le penser, que les fonds du Pari Mutuel pourront être mis à contribution.

Dans ces conditions, je vous demande de voter la résolution suivante :

Le Conseil Général invite M. le Préfet à faire étudier un projet de construction de Maternité départementale en comprenant dans cette étude les voies et moyens.

Cette résolution, mise aux voix, est adoptée.

CONSEIL MUNICIPAL DE PAU

Séance du 23 Novembre 1906.

— ✂ —

Construction d'une Maternité départementale.
Contribution de la Ville.

—

EXTRAITS DU RAPPORT DE M. GUICHENNÉ.

La Maternité départementale qui est, en même temps, une École départementale d'accouchement, est installée rue Samonzet, dans un immeuble appartenant à la Ville de Pau, loué par celle-ci au Département, pour une période de douze ans qui court depuis le 1er Janvier 1901, moyennant un prix annuel de mille francs.

La maison est assez vieille, les chambres sont basses, l'installation est insuffisante pour recevoir les nombreuses femmes qui viennent y faire leurs couches ; aussi le Conseil Général a-t-il résolu de construire une Maternité qui pût répondre aux besoins de la population qui la fréquente et aux règles de l'hygiène.

Ce n'est pas d'aujourd'hui que la Ville reconnaît les services rendus par la Maternité à la population ouvrière. Elle la subventionne depuis 1888. La subvention a été portée à 2.000 fr. en 1905, et depuis 1877 elle donne à l'Accoucheuse en chef une allocation qui est aujourd'hui de 500 fr.

C'est qu'en effet nombreuses sont les femmes de Pau qui demandent leur entrée gratuite à la Maternité.

Pendant la dernière période quinquennale, le nombre des

entrées gratuites des femmes de Pau a été de 118 en 1901 ;
129 en 1902 ; 121 en 1903 ; 133 en 1904 ; 114 en 1905.

On peut dire que la moitié des personnes soignées à la
Maternité habitent Pau, ainsi que l'atteste le tableau suivant :

ANNÉES	NOMBRE TOTAL des journées.	NOMBRE des journées passées à la Maternité par des femmes de Pau soignées gratuitement.
1901	3.089	1.620
1902	3.163	1.704
1903	2.706	1.480
1904	2.887	1.564
1905	3.703	1.488

Aussi, les membres de vos Commissions ont été unanimes
à vous proposer d'accepter le principe du concours, mais ils
estiment que le Conseil aura rempli son devoir en votant une
somme de 20.000 fr. à titre de contribution.

Si vous partagez le sentiment de vos Commissions, je vous
prie de prendre en leur nom la délibération suivante :

Le Conseil,

Considérant les services rendus par la Maternité aux femmes
pauvres de la ville ;

Prend l'engagement de payer au Département des Basses-
Pyrénées une allocation de 20.000 fr. comme contribution de
la Ville à la dépense de construction de la Maternité départementale.

Adopté.

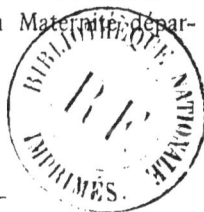

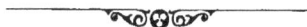

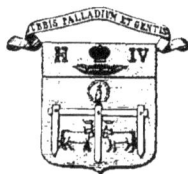

www.ingramcontent.com/pod-product-compliance
Lightning Source LLC
Chambersburg PA
CBHW070756210326
41520CB00016B/4719